AF297945

DE L'EMPLOI DE L'APIOL

DANS LE TRAITEMENT

DE

L'AMÉNORRHÉE ET DE LA DYSMÉNORRHÉE

PAR

V.-A. FAUCONNEAU-DUFRESNE

Docteur en médecine de la Faculté de Paris,
Ancien Médecin des épidémies, du Bureau de bienfaisance et des Crèches,
Lauréat de l'Académie de médecine et de l'Institut,
Ancien Président de la Société de médecine de Paris,
Chevalier de la Légion d'honneur.

PRIX : 50 CENTIMES

PARIS

CHEZ V. DELAHAYE ET Cie, LIBRAIRES

PLACE DE L'ÉCOLE-DE-MÉDECINE

1876

DE L'EMPLOI DE L'APIOL

DANS LE TRAITEMENT

DE

L'AMÉNORRHÉE et de la DYSMÉNORRHÉE

PAR

V.-A. FAUCONNEAU-DUFRESNE

Docteur en médecine de la Faculté de Paris,
Ancien médecin des épidémies, du Bureau de bienfaisance et des Crèches,
Lauréat de l'Académie de médecine et de l'Institut,
Ancien Président de la Société de médecine de Paris,
Chevalier de la Légion d'honneur

L'Apiol est le principe actif de la graine de persil (*Apium petroselinum*), famille des ombellifères. Le persil a été employé très-anciennement en médecine pour des usages différents. Les livres de Dioscoride, de Peyrille, de Haller et de Tournefort en font mention. Assez récemment, les docteurs Bonhoure, Potot, Pereire, Cazin ont essayé ses diverses prépations. Mais c'est aux docteurs Joret et Homolle qu'on doit d'avoir reconnu l'Apiol comme essentiellement approprié aux affections connues sous les noms d'aménorrhée et de dysménorrhée.

L'Apiol a été étudié avec le plus grand soin, et nous pensons rendre service en présentant, d'une manière succincte, ses effets sur l'économie, les maladies dans lesquelles il doit être employé, son mode d'administration, et les observations qui constatent ses succès. Il nous semble d'abord très-utile de décrire les caractères physiques de l'Apiol obtenu et employé par MM. les docteurs Joret et Homolle, parce que c'est le seul dont il soit question dans cette notice, le seul

dont on a obtenu des effets de nature à frapper l'attention ;
le seul, enfin, que l'on doive administrer.

§ Ier. — **Propriétés physiques.**

L'Apiol se présente sous l'apparence d'un liquide jaunâtre
ambré, oléagineux, tachant le papier à la manière des corps
gras, sans que la chaleur fasse disparaître cette tache, qui
brunit avec les parties voisines et perd sa transparence. Son
odeur spéciale et tenace rappelle celle de la graine pulvéri-
sée, mais non l'odeur térébinthacée de l'huile essentielle de
cette graine ; sa saveur âcre et piquante se développe surtout
dans l'arrière-bouche ; sa densité est de 1078 à + 12° centi-
grades. L'Apiol se trouble à — 12° sans se solidifier et reprend
sa transparence par l'élévation de la température ; chauffé à plus
de 220° il ne se volatilise pas, il se décompose comme les huiles
fixes et les corps gras ; ainsi chauffé sur une lame de platine,
l'Apiol brûle avec flamme sans faire de charbon volumineux
et sans laisser de résidu. L'Apiol jouit d'un pouvoir rotatoire
manifeste : il dévie de 8°, à gauche, la lumière polarisée.

Quant à ses caractères chimiques, nous croyons devoir
nous borner à dire que l'Apiol se dissout dans l'alcool de 50°
à 90°, dans l'éther et dans le chloroforme en toute propor-
tion, et ne cède rien à l'eau par l'ébullition. Il résulte de toutes
les expériences qui ont été faites, que l'Apiol est un principe
immédiat se rapprochant des huiles fixes, alors que sa densité le différencie des autres produits organiques analogues.

§ II. — **Action physiologique de l'Apiol**
ou ses effets sur l'économie.

Il faut d'abord constater que l'Apiol est d'une innocuité
complète. Administré à la dose de cinquante centigrammes
par jour, il n'a jamais occasionné ni soif, ni vomissements,
ni coliques, ni diarrhée. Quelques jeunes filles ont éprouvé
après son ingestion le goût et l'odeur du médicament ; quelques autres ont ressenti une excitation cérébrale légère,

semblable à celle que produit le café. Une dame qui, anté-rieurement déjà, avait, à plusieurs reprises, et avec un grand succès, employé l'Apiol, se trouvant dans des conditions qui paraissaient réclamer son emploi, crut pouvoir y recou-rir sans consulter; mais, au lieu de prendre le médicament pendant un nombre limité de jours et à l'époque d'élection, elle en fit usage pendant trois semaines sans interruption, à la dose de 0,25 centigrammes matin et soir; des symptômes de pléthore, avec turgescence de la face, excitation cérébrale évidente, la décidèrent à venir prendre l'avis du docteur Joret. Renseigné sur la médication qu'elle avait suivie, et convaincu que les phénomènes observés se rattachaient exclusivement à l'usage trop longtemps continué de l'Apiol, il se borna, après avoir fait cesser le médicament, à prescrire des bains tempérés; peu de jours suffirent pour dissiper cet état.

Deux autres dames ont pris impunément chacune 10 ou 12 capsules de 0,25 centigrammes, sans éprouver le moindre dérangement dans leur santé, bien qu'elles fussent arrivées au deuxième mois d'une grossesse jusque-là non soupçon-née, qui suivit néanmoins sa marche régulière et se termina par un heureux accouchement. — Divers faits analogues ont démontré que l'Apiol, au début d'une grossesse, était tout à fait inoffensif.

§ III. — **Maladies dans lesquelles l'Apiol est employé.**

MM. Joret et Homolle avaient d'abord signalé l'Apiol comme un antipériodique; mais, depuis, des observations très-nom-breuses ont constaté ses propriétés emménagogues. Avant d'en établir les preuves, nous devons présenter un aperçu des deux maladies pour lesquelles il est presque exclu-sivement employé, c'est-à-dire l'aménorrhée et la dysmé-norrhée.

I. De l'Aménorrhée. — L'aménorrhée est la cessation de l'évacuation sanguine dont le retour périodique constitue chez les femmes les règles ou menstrues. Cette affection peut être *primitive* ou *accidentelle ; mécanique,* c'est-à-dire dépendant d'un obstacle situé dans une partie de l'appareil génito-utérin ; *constitutionnelle,* c'est-à-dire liée à un état général de l'économie. Elle est encore symptomatique d'une affection étrangère aux organes génitaux ; *sympathique* d'un état particulier de l'organisme ; enfin elle est *essentielle,* c'est-à-dire indépendante de toute lésion anatomique.

Causes. — L'aménorrhée primitive ou acquise peut être déterminée par un trouble général de l'hématose ou de l'innervation. La pléthore, portée à un certain degré, empêche l'excrétion du flux cataménial en congestionnant l'appareil génito-utérin au delà des limites nécessaires à l'exercice de ses fonctions. Dans un sens contraire, l'anémie et la chloro-anémie, en diminuant la vitalité de ce même appareil, s'opposent à la venue des règles, ainsi qu'on le remarque chez les chlorotiques, les scrofuleuses et les femmes épuisées par des hémorrhagies. L'innervation ganglionnaire, lorsqu'elle pèche par excès ou par défaut, ou lorsqu'elle présente l'état particulier qu'on peut désigner sous le nom d'ataxie nerveuse, devient la source d'aménorrhées qui se rapportent à cette même catégorie. Dans notre organisation si complexe, où les fonctions sont unies entre elles par une solidarité entière, la pléthore et l'hyperesthésie peuvent se compliquer de manière à produire une double cause.

Il n'y a pas à s'arrêter sur les causes *mécaniques* de l'aménorrhée, qu'un examen attentif permet le plus souvent de reconnaître, et qui sont du ressort de la chirurgie ; nous ferons également abstraction des vices de conformation congénitaux ou acquis des ovaires et des trompes, qui peuvent constituer un obstacle *mécanique* à l'évolution menstruelle, mais qui, soustraits par leur siége profond à l'examen du médecin, ne peuvent, le plus souvent, qu'être soupçonnés.

Nous devons mentionner une variété de l'aménorrhée en quelque sorte physiologique, car elle est compatible avec la santé ; on l'observe chez quelques femmes qui n'en éprouvent aucun inconvénient et qui ont même pu devenir fécondes.

Les causes les plus fréquentes de l'aménorrhée sont l'impression du froid, l'immersion des pieds, des mains, du corps dans l'eau froide, la suppression de la sueur, surtout celle des pieds, l'invasion d'une maladie inflammatoire des poumons, de l'intestin, etc.

Les impressions morales vives, joie, colère, frayeur, en retentissant sur l'appareil génito-utérin, par l'intermédiaire du système nerveux ganglionnaire, constituent également une cause incontestable et fréquente d'aménorrhée.

Symptômes. — Les symptômes de l'aménorrhée sont : un sentiment de chaleur, de douleur dans la région hypogastrique et lombaire, de pesanteur dans le bassin ; des tranchées utérines plus ou moins violentes, le gonflement du ventre, celui des mamelles, accompagné quelquefois de lymphe laiteuse. Ces symptômes sont beaucoup plus marqués, lorsque la suppression se fait brusquement que lorsqu'elle s'établit lentement ; lorsqu'elle a lieu au commencement de la période menstruelle, et chez les femmes d'un tempérament sanguin et nerveux ; chez celles dont la menstruation est abondante, que dans des circonstances différentes.

Outre ces symptômes, qui succèdent presque toujours immédiatement à l'aménorrhée, diminuant dans l'intervalle des périodes menstruelles, s'exaspérant à leur approche, et auxquels se borne quelquefois le dérangement de la santé, cette affection devient souvent la cause de maladies qui diffèrent suivant le tempérament de l'individu, la disposition particulière de ses organes à recevoir l'action des causes morbides, la constitution épidémique et d'autres circonstances : ce sont des fièvres, des phlegmasies, des hémorrhagies qui, quelquefois, deviennent périodiques et suppléent à la menstruation, des névroses, des maladies du système lymphatique, des affections organiques.

Lorsque l'aménorrhée a persisté pendant un temps considérable, sans produire d'autres symptômes que ceux énoncés plus haut, ce ne sont plus des maladies aiguës qu'elle produit, mais des maladies chroniques, telles que la chlorose, la chloro-anémie, des névroses, des affections du système lymphatique. L'utérus, étant le siége de la menstruation, est aussi l'organe qui est le plus souvent et le plus immédiatement affecté, quand cette fonction vient à être suspendue. La métrite aiguë ou chronique, la leucorrhée, le squirrhe et le cancer de l'utérus peuvent en être la suite.

II. DE LA DYSMÉNORRHÉE. — La dysménorrhée est l'écoulement difficile ou douloureux des menstrues, l'irrégularité de leur retour. Ce n'est pas l'abolition, c'est la perversion de cet acte vital.

Causes. — Ces causes sont souvent les mêmes que celles de l'aménorrhée ; elles se rattachent aussi à l'hématose et à l'innervation, aux mêmes influences physiques, aux mêmes réactions symptomatiques des organes souffrants. Dans beaucoup de cas, elles sont dues à une inflammation chronique ou à une dégénérescence du corps de l'utérus, à un engorgement, à une phlegmasie érythémateuse, granuleuse, ulcéreuse des lèvres et du col de cet organe ; à des inflammations, des phlegmons, des hématocèles péri-utérins. On a invoqué encore des vices du sang ou des vaisseaux, la faiblesse résultant d'une maladie antérieure, une trop grande sensibilité des organes reproducteurs, le défaut d'exercice, un mauvais régime, un air insalubre. Les causes mécaniques méritent aussi une attention spéciale, car les antéversions, rétroversions et flexions diverses de l'utérus, ainsi que l'étroitesse de la cavité de son col, jouent un grand rôle dans l'affection qui nous occupe.

Symptômes. — Si les causes de la dysménorrhée sont souvent les mêmes que celles de l'aménorrhée, on peut en dire autant des symptômes. Ces symptômes, dans la dysménorrhée, ne se distinguent, dans un grand nombre de cas, que par leur intensité ou leur plus longue durée. C'est ce qu'on remarque relativement aux pesanteurs et aux douleurs à l'hypogastre, aux régions iliaques et lombaires, au gonflement du ventre et aux tranchées utérines ; mais, de plus, on constate une excitation de l'appareil utérin, des spasmes, et parfois des convulsions hystériques ou épileptiformes ; des douleurs de tête, des bourdonnements d'oreilles, des troubles de la vue, des palpitations, des spasmes précordiaux ou

diaphragmatiques, des congestions plus ou moins doulou-
reuses des glandes mammaires ; des fatigues spéciales à la
partie interne et antérieure des cuisses ; des nausées, des
vomissements et quelquefois de la diarrhée. Le caractère
devient irritable, mélancolique ; la sensibilité s'exalte ; l'u-
térus congestionné arrive à un état d'orgasme qui réagit
sympathiquement sur l'ensemble du système nerveux. Ces
symptômes, assurément, ne se présentent pas au même degré
chez toutes les malades ; toutefois, on peut reconnaître chez
toutes la relation directe entre le dérangement de la menstruation et le trouble profond de l'innervation.

§ IV. — Traitement de l'aménorrhée et de la dysménorrhée.

Nous réunissons dans un même article le traitement de
ces deux affections, parce qu'il est impossible d'établir la
limite des moyens thérapeutiques qui conviennent à chacune
d'elles. Il est évident que les indications hygiéniques et les
médications doivent varier suivant les causes et les circonstances propres aux malades. Lorsqu'il existe un excès de
sensibilité dans les organes génitaux, on aura recours aux
boissons délayantes, aux bains tièdes, aux bains de siége,
aux lavements émollients et aux fumigations de même nature.
Si, au contraire, il y avait de l'atonie, on emploierait les
bains sulfureux ou aromatiques, des boissons ferrugineuses,
des préparations de quinquina et spécialement le vin de
Séguin ; on administrerait avec prudence l'armoise, le safran
ou l'absinthe ; on ferait prendre des pédiluves synapisés ; on
appliquerait des ventouses aux cuisses, etc.

Le tempérament sanguin exigera la saignée du bras, ou
une application de sangsues aux cuisses, ainsi que des adou-
cissants de toute sorte ; à plus forte raison, lorsqu'il y aura
des signes d'inflammation. Une impression subite de froid,
qui aurait produit la suppression ou la perturbation de l'évacuation menstruelle, donnerait l'indication d'un bain de siége
à température élevée, de boissons sudorifiques, et de se tenir

BIBLIOTHÈQUE NATIONALE R F IMPRIMÉS

chaudement au lit. Le tempérament nerveux et une émotion vive appelleraient l'emploi des antispasmodiques. Enfin les maladies caractérisées demanderaient qu'on employât tous les moyens qui leur sont propres.

Mais, les indications générales remplies, c'est aujourd'hui à l'Apiol que l'on est généralement convenu d'avoir recours. On l'a vu réussir dans une foule de cas où le fer, le quinquina et les autres médicaments habituels avaient échoué, et quelquefois même son action a paru favoriser celle de ces médicaments. Sa vertu particulière paraît s'exercer sur les nerfs vaso-moteurs. L'Apiol est, de tous les médicaments, celui dont la propriété emménagogue est la mieux établie.

Le moment le plus favorable pour administrer l'Apiol sera celui du retour probable de la menstruation. Cependant, les règles ne se montrent pas à des intervalles égaux; elles peuvent avancer ou retarder, et souvent il est difficile à la malade, comme au médecin, de préciser l'époque où elles devraient reparaître. Le problème devient encore plus difficile, lorsque le flux cataménial a disparu depuis plusieurs mois. Toutefois, le médecin, en apportant une grande attention, apercevra des signes à peu près constants qui lui révéleront une certaine tendance au retour de la menstruation.

Les femmes éprouvent alors de la douleur dans les reins, de la pesanteur dans le bas-ventre, du mal de tête, une légère élévation dans le pouls, de l'agacement nerveux et même de la morosité. Ces phénomènes, indices de la congestion de l'utérus, sont les symptômes précurseurs du flux périodique. C'est le moment qu'il convient de choisir pour administrer l'Apiol, et c'est dans ces conditions que son efficacité est surtout remarquable.

§ V. — **Mode d'administration de l'Apiol.**

L'Apiol des docteurs Joret et Homolle se prend en capsules gélatineuses renfermant chacune 0,20 centigrammes d'Apiol. On administre ordinairement une capsule le matin et une autre le soir, dans une cuillerée d'eau sucrée ou d'une infusion aromatique. On continuera ainsi pendant tout le temps que devrait durer l'époque menstruelle, c'est-à-dire pendant quatre ou cinq jours.

Le mois suivant, on prescrit la même dose, et pendant le même temps. Enfin, on recommence le troisième mois, si la menstruation n'arrive pas ou si elle n'est pas suffisamment abondante et parfaitement régularisée.

D'après de nombreuses expériences, la dose de deux capsules d'Apiol, prises journellement, ne paraît pas devoir être dépassée. Si, après cinq ou six jours de l'administration du médicament, la menstruation n'avait pas lieu, il serait plus sage d'ajourner à l'époque suivante pour en continuer l'emploi.

Il faut bien établir et même répéter que, non-seulement l'Apiol produit le retour de la menstruation, mais encore qu'il la régularise.

§ VI. — **Observations montrant les heureux effets de l'Apiol.**

Il est peu de médecins, à l'époque où nous sommes, qui n'aient à se louer, dans leur pratique, de l'usage de l'Apiol des docteurs Joret et Homolle. Mais il ne suffit pas d'annoncer le fait, il faut le prouver en présentant des observations qui en feront foi. Le docteur Joret en a publié huit, le docteur Marrotte, médecin de l'hôpital de la Pitié, dix-huit, le docteur Corlieu, deux; un certain nombre sont dispersées dans les recueils médicaux; nous en avons nous-même recueilli quelques-unes. Il nous est impossible de les publier toutes; un choix est nécessaire. Nous nous bornerons à en insérer, dans ce travail, une dizaine que nous diviserons en deux catégories, la première fournissant des exemples de cas simples, la seconde de cas compliqués. Il y en aura assez pour montrer toutes les variétés de l'aménorrhée et de la dysménorrhée, et le genre des succès obtenus.

PREMIÈRE CATÉGORIE D'OBSERVATIONS

1re **Obs. du Dr Joret.** — *Aménorrhée primitive, administration de l'Apiol à la dose de 50 centigrammes. — Guérison immédiate.* — Marie F..., jeune fille de 19 ans, venue de la province pour se mettre en condition à Paris, réunit tous les signes extérieurs d'une santé parfaite. Grande, forte, un peu brune, d'une bonne constitution, elle n'a pas encore été menstruée. Depuis un an elle souffre, chaque mois, pendant plusieurs jours, de violentes coliques, avec pesanteurs dans le bas-ventre, douleurs dans les aines et dans les reins. Quelquefois, ces douleurs sont tellement fortes, qu'elles l'obligent à garder le lit. Le bas-ventre est tendu, comme globuleux; il s'écoule du vagin un flux muqueux qui disparaît au bout de quelques jours.

Dans son pays, on l'a saignée, on lui a appliqué des sangsues aux cuisses, elle a pris des bains entiers, etc.; enfin on lui a donné tout aussi inutilement du safran, de l'armoise, de l'absinthe, etc. Mandé au moment d'un de ces paroxysmes, le docteur Joret prescrit l'Apiol à la dose d'une capsule, matin et soir, dans une cuillerée d'eau sucrée. Le lendemain, la jeune malade ne souffrait plus; ses règles avaient paru et coulé abondamment toute la nuit. On continua l'usage de l'Apiol pendant la durée des règles.

Le mois suivant, avertie, par quelques tranchées utérines, de l'arrivée du flux cataménial, la malade reprit des capsules d'Apiol comme elle l'avait fait la première fois. Non-seulement elle ne s'est pas alitée, mais elle a pu continuer son travail et n'a éprouvé aucune douleur.

Deux ans après, le docteur Joret a revu Marie F...; elle jouissait d'une bonne santé et la menstruation était régulière.

2e **Obs. du Dr Joret.** — *Aménorrhée · primitive guérie au premier mois par l'emploi de l'Apiol.* — Mlle J..., âgée de 18 ans, d'une constitution robuste et d'un tempérament pléthorique, n'a jamais fait de maladie grave. Depuis un an environ, elle ressent, tous les mois, des douleurs dans les reins et dans l'hypogastre, avec lassitude dans les cuisses et tendance à la mélancolie.

Ces symptômes n'ont que quelques jours de durée. La menstruation n'ayant pas encore paru chez cette jeune fille, le docteur Joret lui fait prendre de l'Apiol, à la dose d'une capsule matin et soir. Dès le second jour, c'est-à-dire après la prise de 4 capsules, les règles firent irruption et les douleurs se dissipèrent instantanément.

Le mois suivant, par précaution, ce médecin fit continuer l'usage de l'Apiol. La jeune malade ne ressentit plus de coliques utérines et, depuis lors, la menstruation eut lieu régulièrement et abondamment tous les mois.

3ᵉ **Obs. de M. le Dʳ Marrotte.** — *Menstruation régulière ; suppression par le froid aux pieds éprouvé pendant les règles. — Aménorrhée datant de trois mois guérie par quatre capsules d'Apiol.* — Mlle M..., âgée de 17 ans, est une élève de la pension X... Elle est entrée tout enfant dans cette maison et n'a jamais été malade. A 14 ans elle a été réglée. Pendant toute la première année, la menstruation a été très-régulière et la santé de la jeune fille n'avait jamais subi le moindre changement, lorsque, par une pluie battante, elle traversa une large pelouse de gazon pour aller chercher sa balle qui était tombée dans le jardin. Elle était alors à une de ses époques ; elle ressentit un grand froid aux pieds et l'écoulement mensuel s'arrêta. On mit la malade au lit ; elle souffrait de coliques très-fortes : sinapismes aux cuisses et tisane aromatique très-chaude ; les règles ne revinrent pas. Les mois de décembre et de janvier se passèrent également sans qu'on vit le retour de la menstruation. C'est alors qu'on me prévint, et comme je connaissais l'époque précise où elle apparaissait d'habitude, j'administrai l'Apiol aux doses connues, deux capsules par jour ; dès le second jour de cet emploi, le flux cataménial reparut.

Cette malade n'a pas continué l'usage de l'Apiol, et depuis deux ans sa menstruation est régulière et plus abondante qu'auparavant. Sa santé est parfaite.

4ᵉ **Obs. de M. le Dʳ Marrotte.** — *Menstruation irrégulière suspendue sans cause et sans trouble de la santé. — L'aménorrhée datant de six mois est guérie par l'Apiol, employé dans deux époques successives.* — Mlle M. G..., âgée de 17 ans, n'a pas eu d'autre maladie qu'une rougeole dans son bas âge, laquelle s'est terminée heureusement. Entrée à onze ans à la pension, je l'ai soignée jusqu'à sa sortie. C'est une jeune fille de forte constitution, de taille moyenne, et quoiqu'elle ait eu un peu de bouffissure de la face et des membres supérieurs et inférieurs, elle n'offrait pas d'autres symptômes lymphatiques. Réglée pour la première fois à 14 ans, pendant les deux premières années elle ne l'a été que très-imparfaitement et fort irrégulièrement. A 16 ans, ses règles cessèrent de paraître, et nous ne fûmes averti de leur absence qu'au bout de six mois. La jeune fille continuait à boire, à manger et à se bien porter. C'est en apprenant par une de ses compagnes de la même pension que celle-ci avait été guérie par l'Apiol, qu'elle manifesta le désir d'en prendre. Je l'interrogeai avec soin, et après avoir calculé la date de ses époques, je lui donnai les capsules d'Apiol à la dose d'une matin et soir : à la quatrième, c'est-à-dire après le second jour, le flux cataménial fit irruption avec assez d'abondance et persista pendant trois jours ; le sang était assez coloré, et la malade n'avait ressenti aucune douleur.

Nous étions au 22 février 1859. Au mois de mars elle fit usage de l'Apiol à la même dose ; la menstruation eut lieu et dura, cette fois, quatre jours. Depuis ce temps, Mlle M. G... n'a pas cessé d'être très-régulièrement menstruée et sa santé est restée fort bonne. Pour obtenir ce résultat, elle n'a pris en tout que 8 capsules de 20 centigrammes chacune.

5e **Obs.** RECUEILLIE PAR NOUS-MÊME. — *Chlorose, suppression des menstrues, insuffisance des ferrugineux, guérison rapide par six capsules d'Apiol.* — Mlle C. D..., grande, forte, mais un peu lymphatique, avait été réglée à 13 ans sans aucune difficulté; mais, 14 mois après, elle fut prise de chloro-anémie, d'ennui, d'anorexie, de faiblesse. Les eaux minérales ferrugineuses, les pilules de Vallet, le sous-carbonate de fer, l'air de la campagne n'amélioraient qu'incomplétement cet état. Cependant, l'appétit reparaissait, les forces revenaient un peu ; mais les règles, qui étaient supprimées depuis l'apparition des pâles couleurs, ne se manifestaient pas. Je commençais à prendre de l'inquiétude au sujet de cette jeune et intéressante personne, sur l'état de laquelle la famille me faisait mille questions, lorsqu'à une des séances du Comité de rédaction de l'*Union médicale*, mon honorable et savant collègue, M. Homolle, eut occasion de parler de l'Apiol et des succès qu'il en obtenait. Ce fut pour moi une indication précieuse. Dès le lendemain matin, je m'en procurai 6 capsules et je fis prendre la première devant moi. Dans la nuit qui suivit le deuxième jour, les menstrues reparurent sans douleur. La jeune malade prit encore les deux autres capsules, et depuis, jusqu'à son mariage, aucun autre dérangement n'eut lieu dans le flux périodique.

DEUXIÈME CATÉGORIE D'OBSERVATIONS.

6e **Obs.** DE M. LE Dr MARROTTE. — *Dysménorrhée datant de 3 ans, guérie par l'Apiol.* — Mme F... est âgée de 18 ans ; réglée à 15 ans, elle a été mariée dans la même année. Cette jeune femme a toujours été irrégulièrement et mal menstruée. A chaque époque de ses règles, elle est prise de douleurs si violentes dans les reins, l'hypogastre et les aines, qu'elle est obligée de s'aliter. Elle ne sait quelle position garder, elle se courbe en deux, se tortille, mord ses draps et jette des cris. Jamais elle n'avait entrepris de traitement, lorsqu'elle vint nous consulter au mois de décembre 1857. Nous lui fîmes prendre de l'Apiol. Le 12 décembre, elle avala deux capsules. Le 13 les règles ont paru, elles ont coulé pendant 4 jours, durant lesquels nous avons continué l'usage du médicament. Au lieu de tranchées utérines qu'elle éprouvait auparavant, la malade n'a ressenti que quelques coliques légères, qui ne l'ont pas empêchée de continuer ses études. Au mois de janvier nous avons persévéré dans le même traitement ; la menstruation a eu lieu sans douleur et s'effectue régulièrement et normalement depuis.

7e **Obs.** DE M. LE Dr MARROTTE. — *Dysménorrhée datant de 13 ans, guérie par l'Apiol.* — Mme S.., couseuse de bottines, âgée de 43 ans, n'a jamais fait de maladie grave dans sa jeunesse ;

réglée à 16 ans, elle l'a été régulièrement jusqu'à 27 ans, époque de son mariage. A 28 ans, elle est accouchée. Sa grossesse et son accouchement se passèrent parfaitement bien; mais deux mois après, quand les règles reparurent, Mme S... fut prise pour la première fois de douleurs violentes dans les reins, dans les lombes et dans les cuisses, la veille du jour de l'apparition de la menstruation. Ces douleurs duraient d'habitude 24 heures, et aussitôt que le sang arrivait, elles disparaissaient et le flux cataménial coulait avec abondance pendant trois jours. Il y avait 13 ans que cette malade souffrait ainsi tous les mois, lorsqu'elle vint me consulter. Je l'ai soumise à l'usage de l'Apiol, le 18 septembre 1862. Les règles sont venues le 19, sans douleur pendant trois jours avec la même abondance. La malade a pris en tout 8 capsules, 2 par 24 heures. En octobre et en novembre elle a pris le même nombre de capsules et aux mêmes époques : aujourd'hui elle est entièrement guérie de sa dysménorrhée.

8e OBS. DU Dr JORET. — *Dysménorrhée datant de 4 ans, traitée par l'Apiol. — Disparition des tranchées utérines chaque fois que la malade prend des capsules, et réapparition des douleurs, si elle en cesse l'usage.* — Mlle P..., de Charleroi, âgée de 20 ans, d'une forte constitution et d'un tempérament pléthorique, n'a jamais été malade. Réglée à 14 ans, elle l'a été régulièrement, mais peu abondamment, et toujours avec difficulté. L'hémorrhagie menstruelle est suivie d'un écoulement leucorrhéique, qui ne disparaît qu'au bout de six à huit jours.

Au mois de septembre 1856, nous avons vu la malade pour la première fois, et nous avons pu l'observer avec beaucoup d'attention. Tous les mois, à l'époque des règles, elle était prise de douleurs très-vives dans les reins, les aines et le bas-ventre ; les coliques utérines ont été quelquefois assez intenses pour l'obliger à se coucher. Ces douleurs précédaient de 24 heures l'apparition des menstrues.

Nous lui prescrivîmes l'usage de l'Apiol. Dès le premier mois, les douleurs ne reparurent pas. Il en fut de même le deuxième et le troisième mois. Pensant qu'il était inutile de persévérer plus longtemps dans l'emploi de ce médicament, nous le cessâmes. Le mois suivant, les tranchées utérines revinrent aussi intenses qu'auparavant. A la nouvelle époque, nous reprenons l'Apiol ; tout le temps de la menstruation se passa sans tranchées, ni coliques, ni douleurs. Deux fois encore, à de longs intervalles, nous avons répété la même épreuve et constaté que l'Apiol faisait disparaître la difficulté de l'écoulement sanguin et les douleurs très-vives qui l'accompagnent, mais qu'aussitôt qu'on en cessait l'usage, ces mêmes douleurs revenaient avec une ténacité désespérante.

Mlle P... s'est mariée en 1857. L'année suivante, elle a eu un enfant. Sa grossesse a été pénible, mais l'accouchement s'est fait heureusement.

Au retour des règles, les douleurs utérines ont été aussi fortes qu'autrefois. Elle a repris l'usage de l'Apiol dont elle se trouve bien, mais elle ne peut l'abandonner sans risquer de voir renaître la dysménorrhée avec.toutes ses suites.

9e Obs. du Dr Corlieu. — *Aménorrhée.* — *Chlorose.* — *Aphonie.* — *Erythème.* — *Refroidissement.* — *Apiol.* — *Guérison.* — Il s'agit d'une jeune personne de 19 ans 1/2, chlorotique, qui a été réglée pour la première fois à 15 ans.

A 17 ans, huit jours avant l'époque menstruelle, elle éprouva un refroidissement ; les règles ne parurent pas, et la jeune personne devint légèrement aphone.

De 17 à 18 ans, aménorrhée.

A 18 ans, la malade vit un médecin qui lui fit faire quelques séances électriques, en lui promenant un pinceau métallique autour de la gorge. Elle fut ainsi électrisée pendant deux mois, une fois tous les deux jours. Sous l'influence de ce traitement, la menstruation est revenue deux fois : la voix est un peu éclaircie.

La malade ayant cessé l'électricité, l'aménorrhée reparut. Il y avait près d'un an que cet état durait malgré les toniques, les excitants, quand je vis la jeune personne le 7 décembre 1863. Je constatai : État chlorotique, inappétence, etc., — aphonie, — aménorrhée, — contracture du bras droit, qui formait avec l'avant-bras un angle d'environ 50 degrés, — érythème noueux à la jambe droite. Ces deux derniers phénomènes s'étaient manifestés peu à peu depuis l'aménorrhée. Je ne pus constater aucune origine syphilitique.

Je soumis la malade à un régime tonique, aux amers, à la gentiane, au tartrate de fer et de potasse, et plus tard à l'iodure de potassium. Calculant le retour présumé des époques, je lui fis prendre matin et soir, trois jours avant le temps menstruel, une capsule d'Apiol, suivie d'une tasse d'infusion d'armoise. Les règles ne revinrent pas.

Le 2e mois la jeune personne prit à la même époque, également trois jours avant les règles, deux capsules d'Apiol matin et soir. Les règles apparurent pour la première fois, mais avec des coliques violentes, des nausées. La voix s'éclaircit un peu.

Le 3e et le 4e mois, nouvel usage de l'Apiol; retour de la menstruation.

La malade prit en tout 30 capsules d'Apiol et depuis lors elle est bien réglée. Conjointement elle faisait usage du traitement ci-dessus indiqué.

Le 4 juillet, j'ai constaté l'état suivant : retour de la menstruation ; — notable amélioration de la chlorose ; — la voix est toujours voilée ; — guérison complète de la contracture ; — persistance de l'érythème. Pour moi, il est évident que c'est l'Apiol qui, précédé de l'administration des ferrugineux, a ramené la menstruation absolument et beaucoup mieux que ne l'avait fait l'électricité.

10e Obs. du Dr Joret. — *Aménorrhée par suppression, provo-*

quant tous les deux jours, à la même heure, des convulsions épilep-
tiformes; grossesse survenue au bout de huit mois de l'apparition
des attaques. Disparition de celles-ci jusqu'après l'accouchement, et
six semaines ensuite, réapparition des accès sous le même type
intermittent tierce. — Administration de l'Apiol, cessation im-
médiate de l'aménorrhée et des convulsions épileptiformes. —
Mme Mauny, née Deschamps, maraîchère, âgée de 27 ans, demeu-
rant à Issy, rue de Sèvres, nº 3, est une femme forte et bien con-
stituée, et d'un tempérament pléthorique. Réglée à 13 ans, sans
difficulté, elle l'a été très-régulièrement jusqu'à l'époque de son
mariage, qui eut lieu à 20 ans. A 22 ans elle est accouchée d'une
fille. L'accouchement et ses suites ont été très-naturels. Au bout de
six semaines, les règles ont reparu et se sont montrées régulièrement pendant six mois. A dater de cette époque, la santé de
Mme Mauny s'est dérangée sensiblement. La menstruation a diminué
en quantité et en qualité; le sang est décoloré; la malade se plaint
de maux d'estomac et de palpitations très-fortes; elle éprouve de
violentes douleurs névralgiques dans la tête, tantôt d'un côté, tantôt
de l'autre; enfin, les règles ayant cessé de paraître, elle a été prise,
tous les deux jours, à 8 heures du soir, d'un accès épileptiforme
dont la durée variait d'une à plusieurs heures. Chaque attaque
s'annonçait par des pendiculations et des douleurs dans la tête. Au
moment de l'invasion, la malade éprouve un sentiment de suffoca-
tion, un éblouissement; elle perd connaissance, tombe, et aussitôt
elle est prise de convulsions générales. Le facies est rouge; il n'y a
pas d'écume à la bouche. Chaque accès est suivi d'un sommeil profond, comme léthargique, qui dure de 8 à 10 heures.

Le docteur Lombard a donné longtemps ses soins à la malade. Il
l'a saignée, lui a administré des antispasmodiques de toutes sortes,
du sulfate de quinine et beaucoup de grands bains, sans résultat.
L'éther à petite dose amenait un peu de calme durant les attaques;
elles étaient moins longues quand on parvenait à en faire prendre
un peu, ce qui était fort difficile, en raison de la contraction des
mâchoires. Cet état a duré huit mois.

Au mois de septembre 1857, la menstruation ayant reparu, les
convulsions épileptiformes ont cessé comme par enchantement.

Mme Mauny est redevenue enceinte, et, pendant toute cette
grossesse, dont l'issue a été aussi heureuse qu'à la première, elle a
toujours joui d'une parfaite santé. Mais six semaines après ce
deuxième accouchement, les règles n'étant pas revenues, les accès
épileptiformes se sont reproduits sous le même type, à la même
heure et avec la même intensité qu'auparavant.

Déjà Mme Mauny avait eu 10 ou 12 attaques lorsque le docteur
Joret la vit pour la première fois, le 11 octobre 1858.

Du 12 au 16 octobre, il lui fit prendre deux capsules d'Apiol
chaque jour. Pendant ces quatre jours, elle eut encore deux accès.
Le 16 octobre, les règles ayant fait irruption, l'accès n'est pas reve-

nu et la malade n'a même pas ressenti les prodromes de son attaque.

Le mois suivant, trois jours avant l'époque présumée des règles, Mme Mauny ayant éprouvé de la pesanteur dans le bas-ventre, avec douleurs dans les reins et fatigue dans les aines et dans les cuisses, avait repris une capsule d'Apiol seulement ; le flux cataménial est revenu en abondance ; il a duré cinq jours. Depuis lors, Mme Mauny a toujours joui d'une parfaite santé ; elle continue d'être régulièrement menstruée et elle n'a plus eu de convulsions épileptiformes.

§ VII. — Conclusion.

L'efficacité de l'Apiol des docteurs Joret et Homolle le présente aujourd'hui comme un remède souverain dans presque tous les cas d'aménorrhée et de dysménorrhée. Dans les aménorrhées simples, lorsqu'il n'y a qu'à agir sur la circulation utérine, ce médicament réussit sans aucun adjuvant. Il en est de même pour la plupart des dysménorrhées qui ne dépendent pas d'une affection organique.

Si l'aménorrhée et la dysménorrhée sont dues à un état de pléthore, d'anémie, de débilité, de lymphatisme, l'action de l'Apiol, bien que toujours utile, ne pourra devenir franchement efficace qu'à la condition de remplir les indications générales.

Nous en dirons autant de ce qui concerne les affections utérines.

Nous n'avons pas besoin d'insister sur la nécessité d'éloigner toutes les causes ou d'y remédier : leur nature devra toujours apporter des modifications dans le traitement. On aura surtout égard à ce principe, que la menstruation étant essentiellement liée à l'ovulation, et qu'aucune modification ne pouvant provoquer le flux menstruel, en dehors des conditions physiologiques, les effets thérapeutiques de l'Apiol ne se produiront que si ce médicament est administré chez des filles nubiles et au moment où la fonction menstruelle s'annonce par des symptômes généraux ou locaux, et à l'époque présumée des règles.

Nous avons cité les observations des docteurs Joret, Marrotte, Corlieu ; nous y avons ajouté l'une des nôtres. Il eût été facile d'en publier un plus grand nombre, car l'Apiol est aujourd'hui devenu un médicament usuel, ce dont on pourra se convaincre en jetant un regard sur les ouvrages qui en font mention.

Paris. — Imprimerie Félix Malteste et Cie, rue des Deux-Portes-Saint-Sauveur, 22.

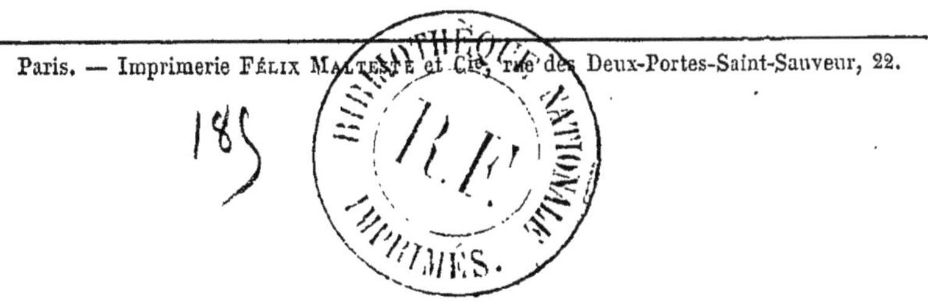

BIBLIOGRAPHIE

VALLEIX, *Guide du Médecin praticien*, 5e volume ; Aménorrhée, p. 63, Dysménorrhée, p. 77.

BOSSU (*Petit Dictionnaire de Pathologie*, p. 7).

O. RÉVEIL (*Formulaire des Médicaments nouveaux*, p. 245).

BOUCHUT ET DESPREZ (*Dictionnaire de Thérapeutique*, Aménorrhée et Dysménorrhée, t. I, p. 55).

DECHAMBRE (*Dictionnaire* : Apiol, liv. V, p. 675).

Dr JACCOUD (*Dictionnaire de Médecine et de Chirurgie pratiques*, article EMMÉNAGOGUES, par le Dr Siredey).

TROUSSEAU ET PIDOUX (t. II, p. 551, 1859).

DE L'APIOL, principe actif de la graine de persil, considéré comme fébrifuge et comme emménagogue, par MM. Joret et Homolle, Rapport à la Société de pharmacie de Paris, par M. P. E. Dubail (séance du 1er août 1855).

DE L'AMÉNORRHÉE ET DE LA DYSMÉNORRHÉE, de la diversité des indications thérapeutiques qu'elles réclament, et particulièrement de l'emploi de l'Apiol contre ces deux affections, par le docteur Joret (*Bulletin général de thérapeutique*).

DE L'UTILITÉ DE L'APIOL DANS L'AMÉNORRHÉE ET LA DYSMÉNORRHÉE, par le docteur Marrotte, médecin de l'hôpital de la Pitié (*Bulletin de Thérapeutique*, octobre 1863, t. II, page 295).

DOCTEUR GALLIGO (*Impartial de Florence. Bulletin de Thérapeutique*, 1861, t. II, page 279.)

Etc., etc.

PARIS.—IMP. FÉLIX MALTESTE ET Cie, RUE DE. DEUX-PORTES-T-SAUVEUR, 22.

www.ingramcontent.com/pod-product-compliance
Ingram Content Group UK Ltd.
Pitfield, Milton Keynes, MK11 3LW, UK
UKHW022250070726
13613UKWH00005B/2199